Dr Marius ROSTAING

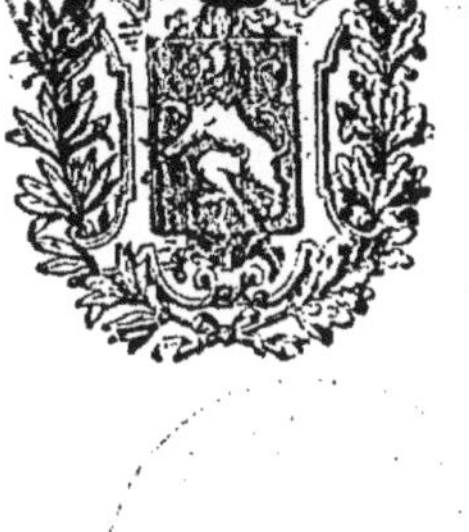

DE LA CURE RADICALE
DU VARICOCÈLE
PAR UN NOUVEAU PROCÉDÉ
DE RÉSECTION DU SCROTUM

A.-H. STORCK, ÉDITEUR
LYON

Dr Marius ROSTAING

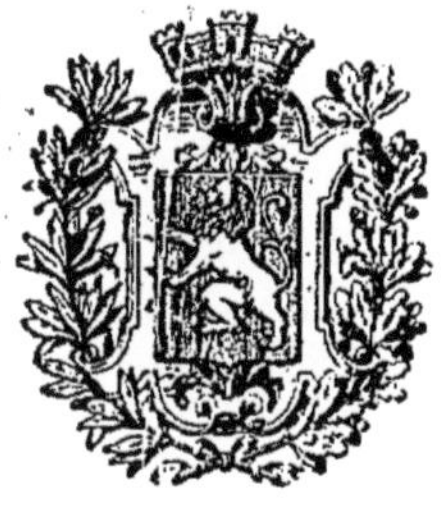

DE LA CURE RADICALE
DU VARICOCÈLE
PAR UN NOUVEAU PROCÉDÉ
DE RÉSECTION DU SCROTUM

A.-H. STORCK, ÉDITEUR
LYON

AVANT-PROPOS

Arrivé au terme de nos études médicales, c'est un devoir agréable pour nous de témoigner notre reconnaissance à tous ceux qui nous ont aidé de leurs conseils éclairés.

Nous adressons tout d'abord l'expression de notre profonde gratitude à M. le docteur Berger, directeur honoraire de l'Ecole de médecine de Grenoble, dont la constante sollicitude à notre égard nous a laissé un si agréable souvenir.

Successivement interne de MM. Berger, Montaz, Comte, Porte et Perriol, nous avons trouvé auprès de tous un accueil sympathique et bienveillant ainsi qu'un dévouement sans réserve pour compléter nos connaissances et parachever nos dernières études.

M. le médecin principal de l'armée Annequin, médecin-chef de l'hôpital militaire, auprès duquel nous nous sommes initié à l'antisepsie pendant que nous avions l'honneur d'être attaché à son service, a bien voulu nous enseigner une technique nouvelle pour l'opération qui fait l'objet de notre thèse, et qui se pratique au moyen d'un clamp spécial, imaginé par M. docteur Baissas, médecin militaire

Nous ne saurions trop remercier ces deux habiles chirurgiens de l'empressement qu'ils ont mis à nous donner tous les renseignements utiles, et à nous prodiguer les savants conseils que leur pratique rendait si précieux.

Nous présentons à M. le professeur Poncet, de la Faculté de Lyon, le respectueux hommage de notre reconnaissance pour l'honneur qu'il nous a fait d'accepter la présidence de notre thèse.

Le sujet que nous traitons se rapporte à la cure radicale du varicocèle par un nouveau procédé de résection du scrotum — opération mathématiquement réglée par M. le médecin principal Annequin — sur le clamp très ingénieusement construit par M. le docteur Baissas, médecin aide-major à Grenoble.

INTRODUCTION — DÉFINITION

Le varicocèle est une affection constituée par la dilatation variqueuse des veines du cordon spermatique avec ou sans dilatation des veines des testicules. Cette affection était anciennement étudiée dans le groupe des hernies avec la plupart des maladies des testicules, ainsi qu'en témoigne ce passage d'Ambroise Paré... « S'il y a excroissance de chair en substance du testicule ou autour d'iceluy, telle hargue se nommera sarcocèle ou charneux; s'il y a veines grosses dilatées et entortillées, cirsocèle ou variqueux... »

On a longtemps réservé la dénomination de cirsocèle à la dilatation morbide des veines spermatiques, et celle de varicocèle à la varicosité des veines des enveloppes cutanées.

Cette distinction est depuis longtemps abandonnée avec juste raison : Dans les varicocèles anciens et volumineux, la stase veineuse peut s'étendre jusqu'aux veines de la peau scrotale, qui atteignent parfois le calibre d'un porte-plume. Des troubles trophiques des parois veineuses s'ensuivent nécessairement : un stade plus avancé de l'affection se trouve constitué, mais non pas une affection anatomiquement différente.

CHAPITRE PREMIER

Etiologie

§ I. — FRÉQUENCE ET RÉPARTITION GÉOGRAPHIQUE

Le varicocèle est une affection des plus banales et des plus fréquentes. Le plus souvent elle ne constitue qu'une incommodité plus ou moins sérieuse, et le malade ne songe pas à recourir aux soins d'un médecin.

Aussi est-il assez difficile d'apprécier, en chiffres la fréquence de cette affection : le meilleur moyen d'obtenir des données suffisamment exactes sur cette fréquence est encore de consulter le résultat des examens médicaux qui accompagnent les diverses opérations du recrutement dans les armées françaises et étrangères. Encore les statistiques établies sur ces bases varient-elles dans d'assez larges limites. Il est bon d'ailleurs de distinguer dans le nombre total des varicocèles ceux qui mettent l'homme qui en est porteur dans un état d'infériorité physique et le rendent impropre au service militaire, c'est-à-dire inapte à l'effort, de ceux qui, tout en constituant une infirmité, sont compatibles avec le dur métier des armes.

D'après Curling (1), dans une période de dix années, sur 166,317 jeunes gens examinés en Angleterre et en Irlande, 3,911, soit 23,4 pour 1000 ont été refusés pour varicocèle.

En France, Ganjot (2) estime que l'on compte, dans l'armée française, une réforme pour varicocèle sur 15,000 hommes environ. Mais ce chiffre ne s'applique qu'à l'ancienne armée, et avec la mise en vigueur du service militaire obligatoire pour tout le monde, nous voyons la proportion s'élever notablement ainsi qu'en témoigne le tableau suivant qui tient compte à la fois des hommes exemptés du service militaire et de ceux réformés après leur arrivée au corps.

ANNÉES	JEUNES GENS inscrits sur les listes de tirage	EXEMPTÉS pour varicocèles	RÉFORMÉS pour varicocèles
1879	295.924	297	
1880	316.662	470	
1881	306.883	425	
1882	309.689	555	33
1883	312.924	493	14
1884	313.951	554	25
1885	309.097	610	19
1886	306.854	684	23
1887	316 090	496	26
1888	308.245	432	32
1889	295.707	362	32
1890	310.275	285	26
1891	300 247	289	32
1892	277.425	220	
1893	343.651	325	
1894	330.138	215	
1895	337.109	248	

Soit 1,44 pour 1000.

(1) Curling (*Maladies du testicule*).

(2) Ganjot. — *Gaz. hebd.* 1878.

D'après le Dr Baissas, médecin aide-major, qui a dépouillé à notre intention les registres du bureau du recrutement de Grenoble, sur 5.220 jeunes gens qui se sont présentés depuis une dizaine d'années pour contracter un engagement volontaire, 86 ont été refusés pour varicocèle, soit 1,65 pour 100. Sur 1621 jeunes gens présentés pour un engagement conditionnel, 26 ont été refusés pour le même motif, soit 1,60 pour 100. Les engagés conditionnels appartenant pour la plupart à la classe aisée, ces chiffres sembleraient indiquer que la proportion des varicocèles est sensiblement la même dans toutes les classes de la société.

Si maintenant nous envisageons le nombre d'hommes atteints de varicocèles compatibles avec le service militaire, la proportion s'augmente dans une large limite. D'après Ganjot la proportion des varicocèles nécessitant la réforme, par rapport aux varicocèles compatibles avec le service actif est approximativement de 1 sur 4 à 500. Le Dr Dardignac (1), sur un ensemble de 5 classes, comprenant un total de 5.182 hommes, a constaté 335 varicocèles soit 6,46 pour 100. Le Dr Baissas a obtenu des chiffres plus faibles : sur 4220 hommes, il a relevé 83 varicèles soit 1,97 pour 100, au moment de l'incorporation. Il est vrai qu'à ce chiffre il y a lieu d'ajouter les varicocèles survenus au régiment, ce qui semble à peu près doubler la proportion.

La répartition géographique du varicocèle a préoccupé plusieurs auteurs — mais ce point de géographie médicale ne semble pas encore fixé — et il y a discordance

(1) Dardignac (*Revue de Chirurgie*, sept. 1895).

dans les résultats obtenus. Après les travaux de Sistach, de Lagneau, on inclinait à penser que le varicocèle était surtout fréquent chez les populations d'origine Kymrique tandis que les groupes de Bretagne, du Plateau Central et des Alpes étaient plus favorisés. Cette influence ethnique fut contestée par Chervin (1) qui attribua un plus grand rôle dans le développement des maladies aux questions de milieu et d'hygiène.

La répartition géographique sur laquelle Lagneau, Sistach et Morache basaient leurs conclusions, fut également contestée par les auteurs de l'article Varicocèle du Dictionnaire de Dechambre (2).

Sur la carte dressée par ces auteurs pour la moyenne décennale 1875-1886 par régions de corps d'armée, le 1er corps (Nord) est teinté à la saturation minima. Le 11e (région bretonne) et le 5e (Orléans) se détachent en plaques foncées.

Plus récemment le travail de M. du Cazal (3) aboutit à des résultats peu favorables à l'idée des infirmités ethniques. Frappé de la discordance de ces résultats avec les données de Sistach et de Lagneau, et pénétré d'autre part de l'importance de la question de race en médecine, importance affirmée par la pathologie comparée humaine ou vétérinaire, le Dr Baissas (4) a repris l'étude de cette question sur une large base.

(1) Chervin. — *Essai de géographie médicale de la France d'après les infirmités constatées chez les conscrits par les conseils de revision de 1850 à 1859.*

(2) Forgues et Reclus. — Art. *Varicocèle* du Dictionnaire des sciences médicales.

(3) Du Cazal. — *Bulletin de la Société d'anthropologie*, 1896.

(4) Baissas. — *Soc. dauphinoise d'Ethnologie et d'Anthropologie.* Décembre 1896.

Comparant pour la période de 1879 à 1893 la répartition géographique des affections variqueuses dont le varicocèle n'est qu'une modalité particulière, avec la distribution géographique des races dont la fusion a constitué la nation française, le Dr Baissas retrouve d'une façon indéniable l'influence de la race. Cette influence est cependant moins accentuée que dans la statistique de Sistach, de Lagneau, de Morache. Cette différence tient sans doute à la composition différente des contingents en 1850 et en 1880, et peut-être aussi à ce fait que le XIXe siècle caractérisé, au point de vue politique, par une centralisation excessive, l'est au point de vue social, par une grande activité dans le mouvement d'échange et de fusion des diverses races à l'intérieur du pays.

§ 2.— CAUSES DU VARICOCÈLE

Malgré la fréquence du varicocèle, les causes de cette affection ne sont pas encore parfaitement éclaircies — ou du moins on n'a pas encore nettement déterminé le coefficient d'importance applicable à chacune de ces causes.

Remarquons tout d'abord que dans la presque totalité des cas l'affection intéresse les veines du côté gauche. La statistique de Carl Nebler établie sur 7.599 cas fait ressortir une proportion de 91,97/100 varicocèles à gauche pour 4,01/100 à droite et 4,02/100 varicocèles bilatéraux.

Cette fréquence à gauche s'explique par les données anatomiques que nous allons brièvement résumer.

Les veines spermatiques décrites par Périer (*thèse de*

Paris 1864) naissent dans le testicule et l'épididyme et se dirigent vers le corps d'Highmore. Après avoir traversé l'albuginée elles s'anastomosent autour du canal déférent en un plexus très riche qui embrasse le canal en formant deux groupes principaux. Un groupe antérieur composé de cinq ou six veines volumineuses, un groupe postérieur moins important.

Après avoir traversé avec le cordon tout le trajet inguinal, les veines du groupe postérieur s'abouchent dans les veines épigastriques ; celles du groupe antérieur satellites de l'artère spermatique, forment dans la fosse iliaque interne le plexus pampiniforme et se condensent en un seul tronc, la veine spermatique, qui s'abouche à droite, dans la veine cave inférieure, à gauche dans la veine rénale correspondante.

On trouve donc entre les deux côtés les différences anatomiques suivantes :

1° Plus grande longueur de la colonne veineuse à gauche, le testicule gauche descendant un peu plus bas que le droit et le point d'abouchement se trouvant situé plus haut à gauche, qu'à droite.

2° L'abouchement se fait à angle droit du coté gauche sous un angle aigu du côté droit.

3° Enfin la portion iliaque du colon croise la veine spermatique gauche et peut la comprimer lorsqu'il est distendu par des matières.

Ces trois causes s'ajoutent pour favoriser la stase veineuse à gauche et expliquer la fréquence de la dilatation variqueuse de ce côté. Mais ces dispositions anatomiques étant constantes, on ne saurait les invoquer pour expliquer pourquoi le varicocèle atteint certains individus plutôt que d'autres ; il faut donc chercher autre chose et l'on a invoqué une sorte d'aptitude morbide, de prédisposition constitutionnelle ou encore, selon l'expression de Périer, un manque de qualité de l'étoffe veineuse. Nous pouvons invoquer en outre un manque de qualité de l'étoffe musculaire. Chez les individus prédisposés au varicocèle, le crémaster est plus ou moins atrophié, ainsi que le dartos souvent réduit à quelques fibres ; il ne remplit plus son rôle de suspensoir naturel et laisse le scrotum inerte et mou s'allonger sous le seul poids des testicules.

Ce défaut de solidité de la paroi des veines semble reconnaître, dans certains cas, une cause héréditaire. Blandin a connu trois frères, tous les trois exemptés du service militaire pour varicocèle, le père étant lui-même affecté de cette maladie.

Mais la prédisposition héréditaire ou individuelle ne suffirait pas par elle-même. Elle exerce son action morbide sous l'influence d'un ensemble de causes secondes qui se trouvent surtout réalisées de 15 à 25 ans. C'est en effet à cet âge qu'apparait le plus ordinairement le varicocèle.

La première de ces causes secondes est d'abord l'établissement des fonctions génitales. Il se produit alors du côté des testicules, et de tout l'appareil génital des mouvements de congestion et de décongestion propres à fatiguer la paroi des veines prédisposées. Ce raptus congestif de la puberté, lié à l'excitation fonctionnelle, est naturellement augmenté par les excès vénériens.

C'est à ce titre que quelques auteurs ont incriminé les passions ardentes et la masturbation. Viennent ensuite les fatigues que le jeune homme a à supporter et plus particulièrement les fatigues du service militaire.

Pour Ganjot (1) les causes déterminantes les plus ordinaires chez le soldat sont les suivantes :

1° La gêne occasionnée par l'habillement et l'équipement. Elle résulte de l'entrave apportée à la liberté des mouvements, de la compression exercée sur la poitrine et le ventre par les courroies du sac, la giberne et le ceinturon qui supporte le sabre et la cartouchière, enfin de la charge totale portée par le soldat, laquelle n'est pas moindre en moyenne de 20 à 25 kilogrammes.

2° Les stations debout fréquentes et prolongées. Or la station dans l'immobilité favorise encore plus que les fatigues et la marche le développement des varices.

3° Les manœuvres de force, c'est-à-dire la série successive d'efforts répétés dans une attitude déterminée que nécessitent le service des pièces d'artillerie, l'exercice des armes, l'escrime, l'équitation, les transports.

L'ensemble de ces conditions agissant d'une manière continue a pour effet de produire une gêne de l'hématose et de la circulation qui se traduit par la stase sanguine et la dilatation des veines principalement dans la portion inférieure du corps. (Ganjot, *Etiologie du varicocèle Gaz. hebd.* 1878, n° 29).

Pour expliquer la localisation à gauche des dilatations variqueuses, M. Ganjot indique les contractions répétées des muscles du côté gauche pendant l'effort.

Il fait remarquer que, dans la plupart des exercices, le côté gauche est immobilisé par la contraction pour fournir un point d'appui et laisser le côté droit libre d'agir. Cette raison est assurément très plau-

(1) Ganjot. *Etiologie du varicocèle* (*Gazette hebdomaire*, 1878).

sible, mais nous voyons dans les dispositions anatomiques spéciales à la veine spermatique gauche des motifs très suffisants de localisation de ce côté.

En résumé, toutes les causes favorisant la stase veineuse concourent à la production du varicocèle. Parmi ces causes l'une des plus fréquentes est la constipation, par suite de la compression exercée sur la veine spermatique par le colon distendu.

On voit des gens affectés de varicocèles n'en souffrir qu'en période de constipation (Curling). La gêne mécanique apportée à la circulation veineuse par des tumeurs abdominales, par des hernies volumineuses,est encore une cause de varicocèle. Mais il est bien évident que dans les cas de varicocèle secondaire il faut d'abord traiter la cause — et c'est aux seuls varicocèles primitifs que s'appliquent les moyens thérapeutiques étudiés au cours de ce travail.

CHAPITRE II

Séméiologie — Diagnostic et Pronostic

Le varicocèle se développe d'une façon à peu près insensible, et le plus souvent c'est par hasard que le malade s'en aperçoit. Dans le milieu militaire le développement est parfois plus rapide ; il n'est pas rare de voir un soldat arrivé indemne en apparence de toute tare se présenter au bout de quelques semaines porteur d'un varicocèle douloureux. Il s'agit dans ces cas d'une affection déjà existante dont les fatigues du service militaire ont brusqué l'évolution.

Du reste c'est presque toujours à l'occasion d'une fatigue, d'un effort pénible que le malade est amené à porter son attention sur son scrotum. C'est d'abord une sensation de gêne, de pesanteur des testicules. Involontairement le malade y porte la main pour les relever, les changer de place et les soustraire à la compression du pantalon. C'est ainsi qu'il est amené à constater l'existence d'un varicocèle.

A l'examen on trouve une tumeur molle, pâteuse et dépressible, de forme pyramidale, s'étendant sur le trajet du cordon. La palpation donne la sensation d'un paquet de ficelle entortillée, de vers de terre, ou mieux d'intestin de poulet. Le scrotum très relâché descend parfois jusqu'à mi-cuisse. Les veines de la peau scrotale sont souvent dilatées, flexueuses et parfois leur paroi est incrustée de sels calcaires. On en voit qui, sectionnées, demeurent béantes avec le calibre d'une artère humérale.

Les sensations douloureuses sont très variables suivant les individus. On voit des varicocèles volumineux à peu près indolores, tandis que de petites tumeurs donnent lieu à des irradiations douloureuses fort pénibles. Dans les cas graves les irradiations se font sentir dans l'abdomen sur le trajet du cordon, dans la hanche et jusque dans les cuisses. Un des malades de M. Annequin avait des irradiations qui le faisait boiter après une marche de quelques kilomètres. Dans ces formes douloureuses le moindre effort suffit à réveiller ou à exacerber les douleurs, et le malade demeure incapable d'aucune activité. La suspension du scrotum atténue les douleurs ; les contractions qui accompagnent l'orgasme vénérien favorisent la déplétion veineuse. Aussi le coït procure-t-il à certains malades un soulagement momentané, bientôt suivi de longues et pénibles exacerbations.

Comme toutes les affections douloureuses de l'appareil génital, le varicocèle peut avoir un fâcheux retentissement sur l'état mental du malade, et l'on a vu des sujets porteurs de varicocèles se laisser dominer par des idées de mélancolie et même de suicide, qu'une intervention pouvait seule faire disparaître.

Bien plus cette mentalité particulière peut même exister en l'absence de tout symptome douloureux, et

Vidal de Canis (1) cite l'exemple d'un jeune artiste qui fut guéri de ses idées tristes en même temps que d'un varicocèle dont il avait jusqu'alors ignoré l'existence.

Diagnostic. — Le diagnostic du varicocèle ne présente aucune difficulté : la sensation donnée par la palpation d'un varicocèle est trop spéciale pour laisser subsister la moindre hésitation.

Le diagnostic différentiel ne pourrait d'ailleurs se poser qu'avec une hydrocèle congénitale, dont on rechercherait la transparence, ou avec une hernie scrotale épiploïque. Dans ce dernier cas, et pour complément de sécurité dans le diagnostic, on mettrait en pratique le conseil de Curling ; « Le malade étant couché, on relève le testicule du côté affecté jusqu'à ce que la tumeur disparaisse; cela fait, on appuie doucement les doigts sur l'anneau inguinal et on fait lever le malade. Si l'on a affaire à un varicocèle la tumeur reparait bientôt ; si c'est une hernie, la pression sur l'anneau empêche la sortie de l'épiploon. En outre, au moment où la tumeur se reproduit, elle marche de bas en haut dans le cas de varicocèle et de haut en bas dans celui de hernie épiploïque (2). »

Pronostic. — Le pronostic du varicocèle ne comporte aucune gravité dans l'immense majorité des cas. Toutefois il convient de ne pas oublier que l'affection est habituellement progressive, et que le traitement palliatif habituel par le suspensoir, nécessite une abstention com-

(1) Vidal de Canis, *Path. ext.* t. V.

(2) Curling — *Mal. du testicule.* p. 533.

plète d'efforts exagérés et des habitudes de propreté difficilement réalisables chez une nombreuse catégorie de malades.

D'autre part, le varicocèle peut, très rarement il est vrai, se compliquer de phlébite spontanée des veines du cordon, Escallier a rapporté deux cas de phlébite suppurative spontanée à la Société de chirurgie (mémoires de la Soc. de chirurgie — A II. p. 66.) et Vallin, en 1877, en a observé un cas sur un varicocèle double au Val de Grâce. Ces cas se terminent ordinairement par la mort, mais sont heureusement très exceptionnels.

Assez fréquemment la nutrition du testicule est atteinte « J'ai vu nombre de fois, dit Curling, une atrophie partielle coïncider avec le varicocèle, et même dans presque tous les cas où il y avait une dilatation bien prononcée des veines spermatiques d'un seul coté, le testicule correspondant était en même temps plus petit. »

Cette atrophie peut même entrainer la stérilité de la glande, en même temps qu'il existe un degré plus ou moins prononcé d'impuissance. C'est surtout dans ces cas où la puissance génitale est compromise que peuvent se développer avec facilité les idées hypocondriaques qui commandent une certaine réserve dans le pronostic. On voit donc que le varicocèle, malgré sa bénignité habituelle, est une affection qui mérite d'être traitée d'une façon active, tant à cause de la gêne constante qu'elle occasionne dans les cas légers, que des réserves dont le pronostic doit être entouré dans les cas graves. Ces considérations nous amènent à la partie la plus importante de cette étude, à la partie thérapeutique.

CHAPITRE III

Traitement

§ I. — HISTORIQUE

I

A toutes les époques, le varicocèle a été l'objet des tentatives thérapeutiques des chirurgiens ; mais jusqu'à notre époque la multiplicité même des procédés témoigne de leur insuffisance. On pourrait suivre d'ailleurs dans l'histoire de la thérapeutique du varicocèle la variation des doctrines chirurgicales à travers les siècles. L'antiquité et le moyen âge employaient les pansements avec les baumes, les onguents aromatiques, les liquides alcooliques et astringents; les mixtures de plantes longuement décoctées. A l'abri de cette demi-antisepsie, les opérateurs pouvaient se permettre quelques hardiesses chirurgicales; dans le varicocèle ils ne redoutaient pas de s'attaquer directement aux faisceaux variqueux, de ponctionner et de vider les vaisseaux ectasiés entre deux ligatures. C'est la pratique de Celse et de Paul d'Egine, de Guy de Chauliac et d'Ambroise Paré :

« Il faut, dit Paré (1), faire ouverture au scrotum de la grandeur de deux doigts ou environ, à l'endroit de la varice. Puis faut passer par dessous la veine variqueuse une aiguille enfilée d'un double fil, le plus haut de la varice qu'on pourra, pour la lier en haut vers sa racine. Derechef on passera l'aiguille comme dessus en l'autre partie basse, laissant un doigt d'espace, plus ou moins entre les deux ligatures. Mais en premier il faut restreindre le fil de la dernière ligature, faire ouvrir la varice en l'espace moyen, comme si on voulait saigner afin d évacuer le sang contenu au scrotum ainsi que l'avons pratiqué ci-devant en la cure des varices. Puis sera la playe traitée comme l'art le commande, laissant tomber les filets d'eux-mêmes et procurant qu'il s'y fasse une cicatrice et callosité au lieu où on aura lié la veine variqueuse; par ce moyen le sang ne pourra plus couler au travers. »

Vers la fin du XVIIe siècle Dionis employait une technique encore plus simple et faisait la résection bilatérale du scrotum qu'A. Cooper devait plus tard remettre en honneur :

« Avant l'opération, écrit Dionis, dans son *Cours d'opérations de chirurgie* publié en 1707, on fera relever les testicules par un serviteur, puis tirant le scrotum en bas, on coupera ce qu'on jugera de superflu avec des ciseaux, de la même façon qu'on coupe un morceau de drap qu'on trouve trop long; ensuite, avec l'aiguille enfilée d'un fil ciré, on joindra par la suture du pelletier les deux bords de la peau coupée. »

Le manuel opératoire avait atteint son maximum de

(1) Amb. Paré. *Œuvres complètes*. Ed. de 1624, page 313.

simplicité. Une nouvelle évolution de la chirurgie allait la compliquer à nouveau.

Vers le milieu du XVIIIe siècle une réaction se manifesta parmi les chirurgiens contre les pansements compliqués en usage jusqu'à cette époque. A la suite du mémoire de Lecat sur les indications des pansements rares, couronné par l'Académie en 1735, on s'occupa de simplifier cette partie de la chirurgie. La mise au concours de cette question en 1739, en 1745, en 1746, en 1774 suscita pendant toute cette période une évolution dont la conséquence fut la substitution du cérat aux onguents et aux baumes dans le pansement des plaies. Mais en même temps les résultats de l'intervention chirurgicale devenaient de plus en plus aléatoires ; les septicémies post-opératoires se multipliaient ; l'infection purulente survenait, comme complication ordinaire, à la suite des interventions les plus simples, si bien que les chirurgiens en arrivèrent à délaisser l'instrument tranchant et à chercher des procédés moins dangereux d'intervention.

C'est alors que nous voyons apparaître les procédés de diérèse par la ligature, l'écrasement, le cautère actuel ou les caustiques chimiques.

La cure du varicocèle subit l'influence de ces doctrines. Les chirurgiens visèrent l'oblitération des veines variqueuses, en provoquant un processus de phlébite adhésive. Les procédés opératoires se multiplient. Les uns préconisent la compression poussée jusqu'au sphacèle de la peau et des vaisseaux ectasiés (pince de Breschel). D'autres se contentent de la ligature, mais l'opération à ciel ouvert paraissant trop dangereuse, Ricord s'adresse à la ligature sous-cutanée, procédé ingénieux, mais exposant trop à l'atrophie testiculaire, par ligature simultanée de l'artère spermatique. Par l'acupuncture, Fricke et Davart espèrent déterminer une phlébite oblitérante. Bonnet, de Lyon et Nélaton ont recours à la potasse et au chlorure de zinc appliqués sur le scrotum au moyen d'une pince fénêtrée. On essaye des injections coagulantes de perchlorure de fer (Maisonneuve), de la galvano-caustique, voire même à une époque assez rapprochée de nous, de l'électrolyse. Ces procédés si nombreux dissimulent mal, sous leur apparente complexité, la timidité chirurgicale des opérateurs de la période préantiseptique. Les moyens palliatifs et les procédés non sanglants ne faisaient d'ailleurs pas défaut, témoin l'anneau de Wormald (*Medical Gazette*, vol. XXII, page 184), le bandage de Curling, les badigeonnages à la gutta de Carey, ou au collodion d'Alix et Brandafiresco.

De nos jours la chirurgie du varicocèle s'est dégagée des anciens errements, et les procédés se sont grandement perfectionnés. Henry, de New York consacre une série de trois mémoires parus en 1871, en 1881 et 1882 dans *The Medical record* à la résection simple du scrotum, opération jadis pratiquée par Dionis, puis vers 1830 par Astley Cooper.

En France, Horteloup combine la résection du scrotum et l'excision du faisceau veineux postérieur plus souvent variqueux, d'après ses recherches. Son clamp est un des premiers modèles du genre, mais son manuel opératoire ne laisse pas d'être un peu compliqué. Le clamp étant appliqué de façon à saisir le scrotum et le faisceau veineux postérieur préalablement isolé, on dispose en arrière des branches deux tubes en plomb destinés à soutenir une rangée de sutures profondes, en fils métalliques fixés par des anneaux de Galli. Après excision du scrotum et du faisceau veineux la plaie est fermée par une suture entortillée superficielle. Ce procédé donne des succès remarquables entre les mains de son auteur, mais on peut lui reprocher de faire à l'aveuglette la résection du faisceau veineux postérieur.

Wikham (1) modifia la forme du clamp, et fit la simple résection bilatérale.

Guyon et le Dentu combinent la résection du scrotum et l'excision veineuse.

Nous voyons donc qu'à l'heure actuelle les deux seules méthodes en usage, sous le couvert de l'antisepsie sont la résection du scrotum combiné à l'excision veineuse, d'une part, la simple résection du scrotum d'autre part.

La grande majorité des chirurgiens se rallie à cette dernière opération qui donne d'excellents résultats et qui réalise le maximum de simplicité.

L'excision des veines spermatiques est en effet une opération assez délicate et parfois laborieuse. Il faut disséquer en quelque sorte les plexus veineux pour isoler l'artère spermatique et le canal déférent, parfois blessés, même par d'habiles chirurgiens. Les vaisseaux peuvent échapper aux recherches, perdus dans cette gangue variqueuse. Or, il n'est pas indifférent de lier l'artère spermatique en même temps que les veines. Si certains opérateurs, comme Terrier, Ferron, Carlier, Annandale, Tichelot ont pu lier ou exciser l'artère sans que la nutrition du testicule ait paru en souffrir, il est d'autres expé-

(1) Wickham. — *Note sur la cure radicale du varicocèle par la résection simple bilatérale du scrotum.* (Union méd. 3 mars et 8 septembre 1887.)

riences en physiologie et en clinique dont le résultat est nettement désastreux. On rapporte dans les classiques que Delpech fut assassiné par un homme chez lequel l'atrophie des testicules avait suivi la cure d'un varicocèle double par la ligature. Dans les cas heureux, la suppléance fonctionnelle de la funiculaire et de la déférentielle suffit à la nutrition de l'organe ; mais il est bon de ne pas trop compter sur cette heureuse suppléance. C'est d'ailleurs une vieille notion en pathologie que la ligature peut amener l'atrophie du testicule, puisque Harvey proposait déjà cette ligature comme moyen de guérison des sarcocèles. Mannoir, A. Cooper et Curling ont répété maintes fois l'expérience sur les animaux avec un résultat constant, chez l'homme la nécrose testiculaire a suivi la ligature et l'extirpation de l'artère spermatique dans deux observations rapportés par Miflet. Il est donc important de ménager cette artère. La blessure du canal déférent est possible quoique peu fréquente.

Forgue et Reclus en ont vu deux exemples.

Il est d'ailleurs dangereux de manipuler longuement des paquets veineux à paroi malade et parfois friable sans exagérer le péril, d'ailleurs évitable par une observation stricte des règles de l'antisepsie ; il est toujours possible de commettre une faute qui peut dans cette région propice aux infections, avoir de graves conséquences.

Mais lors même que l'opération est correctement conduite, le résultat ne paraît pas sensiblement meilleur que celui que donne la simple résection cutanée. Dans les cas exceptionnels de gros varicocèles à veines scléreuses non réductibles, l'indication de l'excision peut se poser peut-être. Mais ces cas ne sauraient être que l'infime exception. Tous les chirurgiens reconnaissent aujourd'hui la supériorité de la simple résection. Avec elle, le clamp opératoire est réduit à son minimum : parallèlement se réduisent les chances d'infection. On n'a à redouter la blessure d'aucune artère, et l'on peut dire que la résection scrotale est une des opérations les plus inoffensives de la chirurgie. Elle a été acceptée comme telle par Reclus, Second, et après eux, par l'unanimité des chirurgiens. Les médecins militaires nous ont apporté de très favorables statistiques. Nous citerons particulièrement le travail de M. le médecin principal Annequin dans le *Dauphiné médical*, de mars 1894, le travail de Bonnet dans les *Archives de médecine militaire* (tome XXXI, p. 379) et l'excellent mémoire de M. Dardignac dans la *Revue de chirurgie* (septembre 1895),

L'opération peut se faire avec une instrumentation quelconque, mais elle est singulièrement facilitée par les clamps dont le nombre est déjà considérable. Après les clamps de Henry, de Horteloup et de Wickham, nous devons citer la pince de Bazy, modifiée par M. Dardignac, qui a ajouté une lame métallique parallèle à l'un des mors et appelée protecteur mobile, le clamp de liège du professeur Delorme du Val de Grâce, et enfin le clamp du docteur Baissas dont l'usage nous paraît assurer à l'opération le maximum de simplicité et de sécurité. C'est l'opération faite avec ce dernier clamp que nous nous proposons de décrire.

§ 2. — Indications opératoires

Nous sommes bien loin aujourd'hui de l'époque où les chirurgiens désespéraient presque de la curabilité du varicocèle. Sans vouloir rendre toutes les varicocèles justiciables du bistouri, nous admettons, avec M. le médecin principal Annequin, que l'opération est indiquée quand le malade souffre, quand son affection l'empêche d'exercer sa profession habituelle, enfin, quand elle retentit sur son état mental.

Dans tous ces cas l'opération est d'autant plus indiquée que les nouvelles méthodes opératoires rendent l'intervention bénigne et assurent un résultat excellent.

L'empressement des malades à demander la cure radicale légitime cette largeur d'indication. Voici le nombre des varicocèles opérés à l'hôpital militaire de Grenoble pendant ces quatre dernières années :

1893. . . . ,	4
1894.	4
1895.	7
1896.	38

Toutes ces opérations ont été pratiquées sur la demande expresse des malades. Avec l'adoption du nouveau procédé de résection décrit dans cette thèse, nous voyons coïncider en 1896 une augmentation considérable des opérations pratiquées.

§ 3. — Instrumentation. — Description du clamp du Dr Baissas

Le clamp construit par le Dr Baissas (1), médecin aide-major de l'armée, pour répondre au désir exprimé par M. le médecin principal Annequin, médecin chef de l'hôpital militaire de Grenoble, se compose de deux lames métalliques, destinées à pincer entre elles le scrotum à réséquer et à permettre la section et la suture, l'appareil étant en place, de telle sorte que l'appareil enlevé, il ne reste plus qu'à appliquer le pansement.

Ces lames sont incurvées de champ de façon à réaliser la courbure d'un scrotum normal avec un rayon de 75 millimètres. Leur longueur est de 18 centimètres. Elle a été déterminée de façon à pouvoir embrasser tout le scrotum d'un adulte ou d'un adolescent depuis son attache antérieure à la racine de la verge jusqu'à son attache postérieure, au périnée. La distance entre ses deux points fixes varie d'un adulte à un autre dans des limites trop faibles pour nécessiter des instruments de tailles différentes, suivant les sujets.

Le bord convexe des lames est dentelé sur une profondeur de 6 millimètres. Chacune des fentes qui sépare deux dents aboutit à un trou destiné au passage des fils de suture. Les trous sont espacés de 4 millimètres. Le bord concave est replié é angle droit sur une largeur de 5 millimètres, pour assurer la rigidité de l'appareil et

(1) Baissas. *Dauphiné médical*, avril 1896.

pour éviter au scrotum le contact avec un bord mince et presque tranchant. Les deux lames sont symétriques et peuvent s'accoler exactement. Dans cette position les trous et les fentes se correspondent exactement d'une lame à l'autre.

Les moyens de fixation de l'instrument sont les suivants :

L'une des branches, la branche mâle, porte à chaque extrémité une vis à tête étirée et aplatie ; l'autre branche est percée dans les mêmes points d'un trou et d'une mortaise. En engageant les vis dans les mortaises, et en les serrant à fond on obtient un affrontement parfait des deux lames. Ce dispositif est déjà suffisant pour maintenir le scrotum, mais pour plus de sécurité, deux trous percés à la partie moyenne de chaque lame et se correspondant exactement deux à deux, permettent de passer une anse de soie qui empêche le scrotum de glisser entre les lames du clamp, sous l'influence de la rétractilité de la peau et du dartos.

§ 4. — Avantages de l'emploi du clamp

Pour que la résection simple bilatérale du scrotum donne tous ses résultats, il est nécessaire que les testicules demeurent après l'opération exactement suspendus et soutenus contre la racine de la verge, de telle façon que la nouvelle situation du cordon entraîne la diminution de sa longueur et par conséquent la cessation du tiraillement des veines et des nerfs par le poids du testicule.

Quand l'opération a été bien conduite, le scrotum n'a pas de tendance à s'allonger de nouveau ; les récidives sont évitées et les vaisseaux ectasiés soumis à une compression douce et constante ne tardent pas à se vider. Leur calibre reprend ses dimensions normales ; les périphlébites et périnévrites, causes de douleur, disparaissent. La guérison définitive se constitue ainsi peu à peu. Le but de l'opération est en somme de procurer une suspension naturelle absolument exacte : ce que ne peut donner aucun suspensoir.

Pour obtenir ce résultat, une instrumentation très réduite, quelques pinces à longs mors courbes, peut évidemment suffire. D'habiles chirurgiens même, comme Guyon, se dispensent de tout instrument de contention. Mais l'opération devient, dans ces conditions, très délicate. Dans la taille du lambeau on risque d'aller trop loin, et d'être gêné dans la coaptation des lèvres de la plaie : le plus souvent la résection ne sera pas assez large et les récidives seront à craindre.

D'autre part la mobilité des testicules dans la vaste plaie créée par le bistouri rend très difficile le rôle de l'aide chargé de les maintenir et nécessite un contact prolongé qui augmente les chances d'infection. Enfin l'affrontement et la suture des plaies du scrotum n'est pas chose aisée, tant les téguments sont minces, rétractiles et ont de *tendance à se recroqueviller* (1).

L'hémostase demande à être très exacte. Même après

(1) C'est dans le but d'obtenir un affrontement exact dans les sutures du scrotum — affrontement difficile à obtenir — que récemment encore l'on a proposé divers modes de sutures capitonnées. (Goupil. Th. de Paris, 1896.)

que la plaie a été bien asséchée, il suffit d'une artériole, momentanément contractée, qui se met à saigner dans la profondeur pour qu'un thrombus soit constitué, accident sinon grave du moins effrayant pour le malade et fort ennuyeux pour le chirurgien.

Le clamp du Dr Baissas répond à ces multiples indications. La courbure est celle d'un scrotum normal. Une fois l'appareil placé, le lambeau à exciser se trouve parfaitement délimité.

Les moyens de fixation donnent une sécurité inconnue avec les pinces antérieurement employées, qui peuvent toutes déraper au milieu de l'opération, à un moment où il est fort difficile de les replacer. Le clamp étant en quelque sorte cousu au scrotum, par une anse de soie, un dérapage est matériellement impossible.

Par suite de la compression exercée par le clamp l'hémostase est parfaite pendant l'opération. On opère à blanc. D'autre part on n'a pas à craindre les hémorragies post-opératoires. Les fils traversent les tissus suivant une ligne parfaitement régulière et empêchent le dartos de se rétracter dans la profondeur après l'opération. Les vaisseaux sectionnés sont étreints dans les ligatures avant d'être soustraits à la compression de l'instrument. Ils ne peuvent donc saigner ni pendant ni après l'opération.

Dans l'établissement des sutures, le chirurgien est guidé, et la régularité des points est mathématique et indépendante de la volonté de l'opérateur.

La multiplicité des fils dans une région si vasculaire est une condition essentielle de sécurité contre les hémorragies post-opératoires. Cette complication est malheureusement trop fréquente. Quelques heures après l'opération le malade ressent une impression de gêne, de pesanteur dans le périnée; rapidement la douleur s'accentue et devient intolérable. Le pansement enlevé, on constate un empâtement et une tuméfaction parfois énormes du scrotum et du périnée. Les tissus œdématiés ont pris une coloration noire, l'infiltration s'étend jusqu'au fourreau de la verge, que l'on voit, dans quelques observations, atteindre le volume d'une cuisse de fœtus à terme. Le traitement qui s'impose après enlèvement des sutures est le nettoyage de la poche des caillots qui l'obstruent, la recherche et la ligature de l'artériole qui saigne.

D'après M. Dardignac (*Revue de chirurgie*, septembre 1895) aucun procédé ne met à l'abri de la formation des thrombus. Aussi ce chirurgien, incriminant surtout l'artère de la cloison, a décrit un procédé qui consiste à faire la résection scrotale suivant une direction perpendiculaire au plan de la cloison, de façon à n'intéresser celle-ci que le moins possible.

Avec le clamp du Dr Baissas on peut sans crainte aucune réséquer le scrotum suivant un plan médian, antéro-postérieur, de façon que la cicatrice vienne se placer comme un nouveau raphé. La régularité et la multiplicité des sutures sont une garantie suffisante contre l'hémorragie. En fait sur une série de près de quarante opérations pratiquées à l'hôpital militaire de Grenoble, il n'a jamais été observé aucune complication de thrombus ou d'infiltration sanguine. Il est bon enfin d'ajouter que le champ opératoire étant réduit à une simple ligne de section qui n'a été en rapport qu'avec un clamp métallique et des instruments stérilisés, sans contact avec les doigts de l'aide ni du chirurgien, les chances d'infection sont réduites à leur minimum. Une fois l'instrument enlevé il ne reste qu'à appliquer un pansement antiseptique.

OPERATION

Le technique que nous décrivons ci-dessous est celle qu'emploie le médecin principal de l'armée Annequin à l'hôpital militaire de Grenoble. Par une longue série d'opérations faites avec le clamp du Dr Baissas, l'éminent praticien militaire a pu se convaincre des avantages de cet instrument dans la cure du varicocèle, et préciser les règles de son emploi.

L'instrumentation se compose du clamp, d'une aiguille droite bien acérée, d'une paire de ciseaux; d'un bistouri et d'une douzaine de pinces hémostatiques; un peu de forte soie, pour la fixation de l'instrument et des crins de Florence, pour les sutures. Le nombre de crins employés est variable et oscille de vingt-huit à trente-cinq suivant la longueur du scrotum à sa racine.

Le malade aura été maintenu au lit le jour qui précède l'opération. Les poils auront été soigneusement rasés sur le scrotum et le pubis, et un pansement humide au sublimé légèrement compressif aura été appliqué pour faire une antisepsie préliminaire et favoriser le dégorgement des paquets variqueux.

Bien entendu un lavage du rectum sera pratiqué avant l'opération.

Le malade étant amené sur le lit d'opérations, le siège un peu surlevé au niveau du bord de la table et les cuisses soutenues par des aides assis, le pansement préliminaire est enlevé et la région lotionnés avec une solution éthérée de sublimé à 1/100. Le champ opératoire est délimité par des toiles cirées bouillies.

Un aide, d'une main, relève les testicules ainsi que les paquets variqueux et les maintient exactement appliqués contre les anneaux inguinaux ; de l'autre main, il tire en sens opposé le scrotum aplati en une sorte d'éventail. Le chirugien, prenant de la main gauche, la branche mâle et de la main droite la branche femelle, articule le clamp en prenant entre ses lames le plus de scrotum possible.

Avant de serrer à fond les vis, il s'assure que le scrotum est rétréci le plus possible ; que le cordon n'est pas compris dans le lambeau, ce qui se vérifie facilement par la palpation en lambeau au-dessus des lames ; que la prise a été faite bien exactement suivant la direction en raphé scrotal, depuis la racine de la verge jusqu'à l'insertion fixe du scrotum au périnée, en ne laissant de ce scrotum que l'étendue indispensable pour recouvrir les testicules.

Vers la racine de la verge il est important de laisser, pour les érections futures, une quantité de peau suffisante. On pourrait avec avantage, avant l'opération, faire un trait coloré sur la partie inférieure de la racine de la verge pour délimiter l'extrémité antérieure de l'incision.

Les vérifications faites, les vis sont serrées à fond et une anse de soie forte est passée par les deux trous ménagés à la partie moyenne du clamp. Un double nœud bien sérré achève la fixation du clamp.

Le chirurgien procède alors au passage des crins dans

chacun des trous ménagés à cette effet. Pour éviter la confusion des fils, les chefs de ceux-ci sont réunis entre les mains de l'aide et pincés de chaque côté, par faisceaux de cinq, entre les mors d'une pince hémostatique.

La rigidité spéciale aux crins de Florence favorise cette manœuvre. La soie a été essayée par M. Annequin, mais n'a pas donné de bons résultats, à cause de la tendance des fils à s'entremêler.

Tous les crins étant placés, le chirurgien attire d'une main le lambeau, tandis que l'aide saisissant dans chaque main les pinces hémostatiques qui maintiennent les chefs des fils exerce une légère traction en sens opposé pour éviter que les fils ne viennent se présenter sous le bistouri.

Rasant le bord convexe du clamp, l'opérateur trace de chaque côté une incision intéressant l'épaisseur de la peau.

Puis avec le bistouri à plat il achève l'excision du lambeau qui ne tenait plus que par la cloison fibreuse intertesticulaire. Il n'est pas indispensable de sectionner isolément la peau et les tissus sous-jacents ; mais l'expérience a fait reconnaitre quelques avantages à cette façon d'opérer. On pourrait faire la résection en un seul temps mais il est bon d'y procéder en deux fois, en n'abrasant la moitié inférieure que quand tous les fils de la moitié antérieure ont été liés.

Il ne reste plus dès lors qu'à nouer les fils, en faisant un double nœud moyennement serré. Il convient, pour faciliter l'enlèvement ultérieur des crins, de ne pas les couper trop près des nœuds.

Pour enlever le clamp, on sectionne l'anse de soie qui

le fixe ; puis on desserre d'un quart de tour les vis dont les têtes se trouvent parallèles, à l'axe de la mortaise. Les lames se séparent alors d'elle-même. Il arrive parfois que quelques crins n'ont pas été exactement noués sur la ligne médiane, et que les nœuds trop gros pour passer dans les fentes retiennent les lames. On libère ces dernières très facilement en repoussant les nœuds jusque dans les trous.

L'opération proprement dite est terminée. Le temps qu'elle nécessite est variable suivant l'expérience de l'opération et le nombre de fils employés, la moyenne ordinaire est de vingt-cinq minutes.

Le pansement qui termine l'opération est d'une importance capitale au point de vue de la rapidité de la guérison et du résultat définitif. Il importe qu'il soit exactement compressif, afin de diminuer la tension au niveau de la ligne de sutures.

On panse d'ailleurs comme à l'ordinaire avec un léger saupoudrage d'iodoforme, quelques compresses de gaze et un peu de coton. Ces matériaux de pansement recouverts par une feuille de taffetas gommé sont maintenus par un double spica formant, au niveau du scrotum, un véritable suspensoir.

La réunion par première intention marche rapidement, en raison du parfait affrontement des lèvres de la plaie. Le dartos, se rétractant plus que la peau, favorise cet affrontement exact.

Dès le septième ou huitième jour le Dr Annequin enlève la moitié des fils à suture, les fils enlevés alternant avec ceux laissés en place. Le second pansement doit être aussi exactement compressif que le premier. Au troisième pansement, fait vers le treizième ou quatorzième jour, le reste du fil est enlevé. Cet enlèvement ne se fait pas parfois sans quelques difficultés. Les fils sont noyés dans le tissu, et comme ils sont parfaitement tolérés, rien ne vient trahir leur présence. Il importe pourtant de n'en laisser aucun, sinon lorsque le malade sera débarrassé de tout pansement, les fils oubliés pourront s'infecter et ne s'éliminer qu'après une suppuration localisée. — M. le Dr Annequin conseille de prendre la cicatrice dans la pulpe des doigts et de la « palper » sur toute sa longueur — Une légère induration trahit la présence des fils oubliés que l'on découvre ainsi bien mieux par le toucher que par la vue.

Après l'enlèvement de tous les fils, le pansement compressif sera encore appliqué une fois et laissé en place quelques jours. Vers le vingtième jour il pourra être remplacé par un simple suspensoir ouaté que l'on conseillera de porter pendant un mois comme protection de la jeune cicatrice.

Le résultat éloigné de l'opération est parfait.

Les testicules sont exactement maintenus contre la racine de la verge. Le scrotum a l'apparence d'un scrotum d'adulte contracté sous l'influence du froid ou d'une érection. Il présente un raphé que l'on aurait de la peine à distinguer d'un raphé normal. On ne sent plus de bosselures ni d'indurations variqueuses sur le cordon ; les douleurs sont supprimées et le malade peut se livrer sans danger ni fatigue aux travaux plus ou moins pénibles exigés par sa profession.

OBSERVATIONS

OBSERVATION I

V..., sapeur 4e régiment du génie. Varicocèle douloureux à gauche, foie très volumineux. Entré à l'hôpital le 25 février. Opération le 28. On emploie pour la première fois le clamp du docteur Baissas. 28 points de suture. L'opération dure 25 minutes. Second pansement le 8 mars. On enlève la moitié des fils. Troisième pansement le 14. Le reste des fils est enlevé. La cicatrisation est complète. Pansements les 20 et 24 mars. Le malade sort de l'hôpital le 28 mars.

Il n'y a eu aucun incident ni pendant l'opération ni pendant les suites.

OBSERVATION II

T..., sapeur 4e génie. Varicocèle douloureux à gauche. Entré à l'hôpital le 23 mars. Opération le 24, 30 fils sont employés. Pansements les 31 mars, 8 avril. Le malade sort le 20 avril. Aucun incident.

OBSERVATION III

P..., sapeur 4e génie. Varicocèle douloureux à gauche. Entré le 6 mars. Opération le 10 mars, 27 fils. Pansements les 16, 26 mars, 2 avril. Sort le 6 avril. Pas d'incident.

OBSERVATION IV

J..., sapeur 4e génie. Varicocèle douloureux à gauche. Entré le 10 avril. Est opéré le 11, 29 fils. Pansements les 16, 26 avril, 8 mai. Sort le 10 mai.

OBSERVATION V

L..., sapeur 4e génie. Varicocèle douloureux à gauche. Entré le 14 avril. Opéré le 15, 30 fils. Pansements les 22 avril, 3 mai, 10 mai. Sort 13 mai.

OBSERVATION VI

C..., sapeur 4e génie. Varicocèle douloureux à gauche. Entré le 13 avril. Opéré le 15, 30 fils. Pansements les 22 avril, 3 mai, 8 mai. Sort le 13 mai.

OBSERVATION VII

R..., soldat, 140e d'infanterie. Varicocèle douloureux à gauche. Engagé volontaire, ne peut faire de service actif. Entré à l'hôpital le 16 avril, opéré le 17, 31 fils. Pansements les 25 avril, 3 mai, 10 mai. Sort le 13 mai. A eu quelques mois après une crise d'hémorrhoïdes.

OBSERVATION VIII

D..., canonnier 2e d'artillerie. Varicocèle douloureux à gauche le faisant boiter après une courte marche. Entré à l'hôpital le 5 mai. Opéré le 6, 30 fils. Pansements les 10 mai, et 21 mai. Sort le 24 mai.

OBSERVATION IX

M..., sapeur, 4e génie. Varicocèle douloureux à gauche. Entré à l'hôpital le 7 mai. Opéré le 9, 31 fils. Pansements les 13 mai, 19 mai, 29 mai. Sort le 31.

OBSERVATION X

M..., soldat, 12e chasseurs à pied. Varicocèle douloureux à gauche. Entré le 9 mai. Opéré le 12, 30 fils. Pansements les 12, 19, et 29 mai. Sort le 3 juin.

OBSERVATION XI

W..., canonnier 2e d'artillerie. Varicocèle douloureux à gauche. Entré le 10 mai. Opéré le 12. 3 fils. Pansements les 15 et 23 mai. Sort le 7 juin.

OBSERVATION XII

G..., 4e génie. Varicocèle douloureux à gauche. Entré le 15 mai. Opéré le 16, 30 fils. Pansements les 23, 29 mai. Sort le 3 juin.

OBSERVATION XIII

V..., 30e chasseurs à pied. Varicocèle douloureux à gauche. Entré le 16 mai. Opéré le 18, 30 fils. Pansements 24 mai, 28 mai. Sort le 5 juin.

OBSERVATION XIV

B..., 2e d'artillerie. Varicocèle douloureux à gauche. Entré le 18 mai. Opéré le 19, 29 fils. Pansement le 25 et 31 mai. Sort le 5 juin.

OBSERVATION XV

B..., 4e génie. Varicocèle douloureux à gauche avec scrotum descendant jusqu'au milieu de la cuisse. Entré le 1er juin Opéré le 3, 30 fils. Pansements 10, 18, 24 juin. Sort le 26 juin.

OBSERVATION XVI

D..., 2e d'artillerie. Varicocèle douloureux à gauche. Scrotum descendant jusqu'au milieu de la cuisse. Veines volumineuses du cordon et du scrotum. Entré le 4 juin. Opéré le 9, 29 fils. Pansements 16, 21, et 28 juin. Sort le 2 juillet.

OBSERVATION XVII

G..., 12e bataillon d'artillerie à pied. Varicocèle douloureux à gauche. Entré le 7 juin. Opéré le 9, 30 fils. Pansements les 16, 21, 28 juin. Sort 1er juillet.

OBSERVATION XVIII

B..., 140e d'infanterie. Varicocèle douloureux à gauche. Entré le 12 juin. Opéré le 14, 30 fils. Pansements 20, 28 juin. Sort les le 4 juillet.

OBSERVATION XIX

P..., 4e génie. Varicocèle douloureux à gauche. Entré le 15 juin . Opéré le 17, 27 fils. Pansements les 23, 30 juin. Sort le 7 juillet.

OBSERVATION XX

D..., 4e génie. Varicocèle douloureux à gauche. Entré le 15 juin. Opéré le 17. 29 fils. Pansements: 25 juin, 6, 8, 13 juillet. Sort le 18 juillet.

OBSERVATION XXI

C..., 140e d'infanterie. Varicocèle douloureux à gauche. Entré le 23 juin. Opéré le 24 juin. 30 fils. Pansements : 2, 11 juillet. Sort le 18 juillet.

OBSERVATION XXII

B..., 4e génie. Varicocèle douloureux à gauche. Entré le 24 juin. Opéré le 26 juin. 31 fils. Pansements : 2, 7, 11, 17 juillet. Sort le 29 juillet.

OBSERVATION XXIII

D..., 4e génie. Varicocèle douloureux à gauche. Veines tortueuses et dilatées dans le scrotum. Entré le 30 juin. Opéré le 1er juillet. 28 fils. Pansements : 6, 10, 15 juillet. Sorti le 25 juillet.

OBSERVATION XXIV

M..., 4e génie. Varicocèle douloureux à gauche. Scrotum descendant au tiers supérieur de la cuisse. Entré le 10 juin. Opéré le 15 juin. 29 fils. Pansements : 21 juin, 3 juillet. Sort le 7 juillet.

OBSERVATION XXV

J..., 140e d'infanterie. Varicocèle douloureux à gauche. Entré le 15 juillet. Opéré le 17 juillet. 28 fils. Pansements : 24 juillet, 3 août, 11 août. Sort le 18 août.

OBSERVATION XXVI

P..., 4e génie. Varicocèle douloureux à gauche. Entré le 16 juillet. Opéré le 17 juillet. 30 fils. Pansements : 24 juillet, 2 août. Sorti le 9 août.

OBSERVATION XXVII

N..., 4e génie. Varicocèle douloureux à gauche. Entré le 10 juillet pour une autre affection. Opéré le 29 juillet. 29 fils. Pansements : 4 et 8 août. Sorti le 18 août.

OBSERVATION XXVIII

B..., 140e d'infanterie. Varicocèle douloureux à gauche. Entré le 28 juillet. Opéré le 29 juillet. Pansements : 8 août, 13 août. Sorti le 19 août.

OBSERVATION XXIX

P..., 140e d'infanterie. Varicocèle douloureux à gauche. Entré le 6 août. Opéré le 7 août. 32 fils. Pansements : 10, 19, 22 et 25 août. Sort le 28 août.

OBSERVATION XXX

D..., 4e génie. Varicocèle douloureux à gauche. Grosses veines flexueuses et calcifiées dans le scrotum. Entré le 2 août. Opéré le 27 août. 30 fils. Pansements : 2, 9, 18 septembre. Resté à l'hôpital pour y être traité d'une autre affection. Sorti le 22 octobre.

OBSERVATION XXXI

B..., 140e d'infanterie. Varicocèle douloureux à gauche. Entré le 31 juillet. Opéré le 1er août. 29 fils. Pansements : 8, 10 août. Sorti le 20 août.

OBSERVATION XXXII

C.... 4e génie. Varicocèle douloureux à gauche. Bosselures et indurations dans le cordon. Phlébectasies cutanées du scrotum. Entré le 25 août. Opéré le 26 août. 32 fils. Pansements : 2, 9, 15 septembre. Sorti le 23 septembre.

OBSERVATION XXXIII

L..., 14e section, commis d'administration. Varicocèle doudouleux à gauche, avec scrotum très allongé. Entrée le 25 août. Opéré le 28 août. 30 fils. Pansements : 2, 9, 15 septembre. Sorti le 3 octobre

OBSERVATION XXXIV

V..., 4ᵉ génie. Varicocèle douloureux à gauche. Entré le 16 septembre. Opéré le 17 septembre. 29 fils. Pansements : 24, 29 septembre, 4 octobre. Sorti le 22 octobre.

OBSERVATION XXXV

B..., 4ᵉ génie. Varicocèle douloureux à gauche. Entré le 28 septembre. Opéré le 29 septembre. 30 fils. Pansements : le 6, 13 octobre. Sorti le 25 octobre.

Les observations qui précèdent, et que nous pourrions encore apporter plus nombreuses, comprennent à peu près toutes les formes cliniques pouvant se présenter dans la pratique ; dans tous les cas, sans exception, le résultat a été excellent, et s'est maintenu tel tout le temps que les malades ont pu être suivis.

Un grand nombre de ces malades sont encore sous les drapeaux, et ont repris leur service sans aucune atténuation ni ménagement. Ceux qui ont été libérés depuis l'opération ont été revus avant leur départ par les médecins de leurs corps de troupe. Chez aucun d'eux on n'a constaté le moindre symptôme douloureux, ni la moindre tendance à la récidive.

CONCLUSIONS

I. — Le varicocèle est une affection qui se développe assez fréquemment chez les adultes et parfois chez les adolescents, sous l'influence d'une prédisposition individuelle et d'un ensemble de causes occasionnelles favorisant la stase veineuse du sytème génital.

Les dispositions anatomiques des veines spermatiques expliquent la plus grande fréquence de localisation à gauche.

II. — Assez bien toléré par les sujets ayant une profession sédentaire, le varicocèle devient une cause de douleur et d'impotence fonctionnelle réelle chez ceux qui ont à exercer une profession pénible. Auquel cas l'opération est d'autant plus indiquée que les nouvelles méthodes lui donnent une bénignité et une efficacité plus grandes.

III. — La résection du scrotum donne à elle seule et dans toutes les formes cliniques des résultats curatifs définitifs complets — sans qu'il soit besoin de recourir à l'excision ou à la ligature des paquets variqueux.

IV. — Cette opération acquiert un haut degré de simplicité et de sécurité par l'emploi du clamp du Dr Baissas et de la technique du Dr Annequin qui la mettent à la portée de tous les praticiens sachant faire l'antisepsie.